www.ingramcontent.com/pod-product-compliance
Lightning Source LLC
Chambersburg PA
CBHW081558220526
45468CB00010B/2683
9781723305917